AF465201

LE MONT-DORE. — DAVOS.

ÉTUDE

MÉDICALE ET CLIMATOLOGIQUE

SUR LES

CURES D'AIR DANS LA PHTHISIE PULMONAIRE

PAR

LE Dr L. VACHER,
Vice-président de la Société météorologique de France,
Correspondant de la Société royale de médecine de Suède,
MÉDECIN-CONSULTANT AU MONT-DORE.

PARIS
LIBRAIRIE F. SAVY
24, RUE HAUTEFEUILLE, 24

1875

LE MONT-DORE. — DAVOS.

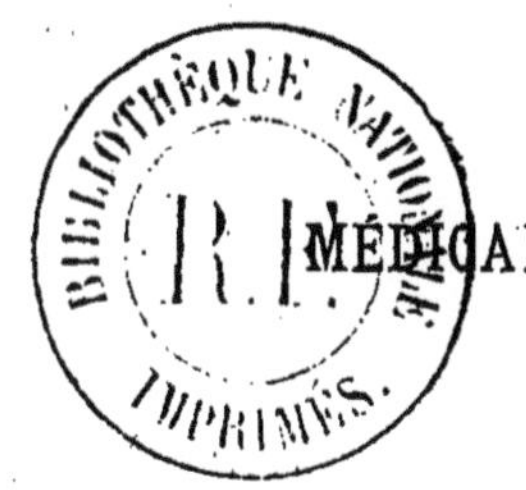

ÉTUDE

MÉDICALE ET CLIMATOLOGIQUE

SUR LES

CURES D'AIR DANS LA PHTHISIE PULMONAIRE

PAR

LE Dr L. VACHER,
Vice-président de la Société météorologique de France,
Correspondant de la Société royale de médecine de Suède,
MÉDECIN-CONSULTANT AU MONT-DORE.

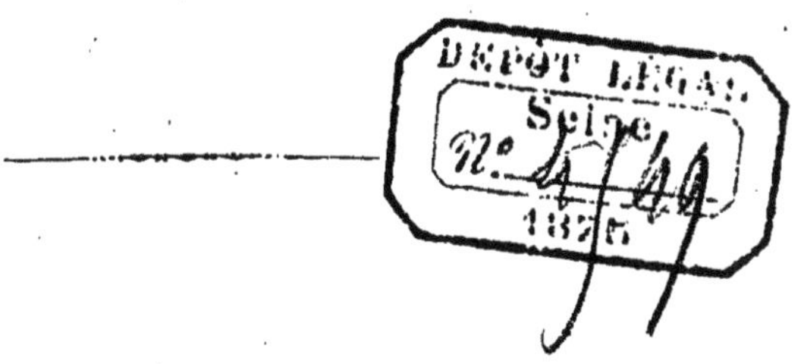

PARIS
LIBRAIRIE F. SAVY
24, RUE HAUTEFEUILLE, 24.

1875

DAVOS

I.

Dans ces dernières années, nous avons vu se fonder dans les hautes vallées de la Suisse, quelques stations sanitaires pour les phthisiques. Les cures d'air alpestres constituent certainement un des faits les plus intéressants, et, on peut le dire, une des applications les plus hardies de la thérapeutique contemporaine. Nous savions bien en effet qu'en Amérique, on est dans l'usage d'envoyer les poitrinaires du littoral, respirer l'air sur les hauts plateaux des Andes : mais, sous ces climats intertropicaux, la température moyenne, dans les stations les plus élevées du Mexique et du Chili, s'abaisse rarement au-dessous de 15° centigrades; tandis qu'en Suisse, la cure d'air hivernale, la seule qui fournisse des résultats vraiment sérieux, se fait par une température moyenne constamment inférieure à zéro.

La pratique américaine ne pouvait donc servir de guide et d'explication à la pratique suisse, qui se présentait ainsi comme une tentative originale, pleine de hardiesse : aussi a-t-elle été accueillie en France avec une certaine défiance. J'avais reçu, il y a plus de deux ans, le mémoire de M. Lombard (de Genève) sur l'*immunité phthisique*, mémoire qui contient quelques détails sur les cures d'air alpestres; bien que connaissant la probité scientifique de M. Lombard, et sa grande autorité en matière de climatologie médicale, les faits qu'il exposait paraissaient si étonnants, ils s'éloignaient tellement de tout ce que nous savions du traitement de la phthisie pulmonaire, que j'avais toujours hésité à en rendre compte dans la *Gazette Médicale.* Mais il paraît que je n'étais pas seul à douter : je tiens de M. Lombard lui-même, que M. Dumas, secrétaire perpétuel de l'Académie des sciences, à qui il avait adressé également un exemplaire de son travail, l'avait déposé sur le bureau de l'Académie, en disant : je suis chargé de présenter un mémoire de M. Lombard (de Genève), qui pense qu'on guérit les phthisiques en les envoyant à quinze cents mètres d'altitude.

Pour éclairer mes doutes, je me suis décidé à visiter ces stations alpestres, non pas l'été, au moment où il n'y a plus de malades et où l'on ne rencontre que des touristes, mais pendant l'hiver. C'est au mois de décembre dernier que j'ai entrepris cette excursion, et que j'ai pu me rendre compte sur place des conditions dans lesquelles vivent les malades, qui viennent passer l'hiver dans les *Sanatoria* de la Suisse. Je n'ai pu visiter qu'une seule de ces stations, celle de Davos : la quantité considérable de neige qui était tombée en novembre et en décembre 1874, et qui rendit un instant les routes de montagnes impraticables, ne me permit pas de pousser jusque dans l'Engadine. Toutefois, eu égard à la similitude des conditions climatériques, ce que je dirai de Davos peut s'appliquer également aux stations de Samaden, Pontresina, Saint-Moritz etc.

Le village de Davoz-Platz (canton des Grisons) est situé à une altitude de 1,556 mètres, d'après la carte fédérale du général Dufour; de 1,650 mètres, d'après le nivellement barométrique exécuté par l'association Suisse pour l'avancement des sciences naturelles : je crois que ce dernier résultat est le plus approché de la vérité. En effet, nous avons en France au Mont-Dore, un point où le baromètre, d'après les observations de Ramond et celles que j'y ai faites moi-même, marque de 625 à 628 millimétres (la pression moyenne à Davos est de 627 ^{mm}.) : ce point est le marais qui domine la mine d'alun et au fond duquel la Dordogne prend sa source. Or, sur la carte de l'état-major, comme dans le tableau des altitudes déterminées par Ramond, à l'aide du baromètre, ce point porte la cote de 1,650 mètres.

Le village de Davos est assis au milieu d'une vallée dirigée du Nord-Est au Sud-Ouest, ouverte à ses deux extrémités et abritée au Nord et au Sud par des pics et des glaciers dominant la vallée de plusieurs centaines de mètres : par suite de la présence de ces montagnes, le soleil ne commence à éclairer le village qu'à neuf heures du matin, en hiver, et disparaît sous l'horizon à trois heures. La terre est couverte d'une couche de neige de 1 à 2 mètres qui persiste pendant 5 mois, de novembre à la fin de mars, c'est-à-dire pendant toute la durée de la cure d'air. Comment des malades atteints d'affections organiques du poumon peuvent-ils s'accommoder de pareilles conditions climatériques? C'est ce que je vais essayer de faire comprendre à l'aide de quelques données météorologiques.

Davos est une des 53 stations Suisses où se font des observations météorologiques régulières. Les plus importantes de beaucoup, celles qui concernent la température ne laissent rien à désirer, grâce au zèle des docteurs Spengler et Schimpf qui exercent la médecine à Davos. Autant en France, on donne de soins à la thermométrie subjective ou clinique, autant en Suisse on attache d'importance à la thermométrie objective, celle qui s'applique au milieu où vivent les malades. Nous devons à ces études poursuivies avec persévérance pendant dix ans des faits extrêmement intéressants, que nous ne soupçonnions pas et qui nous ont fourni l'explication de l'innocuité du séjour des phthisiques dans cette haute vallée des Grisons. Voici le résultat des observations thermométriques mensuelles faites à Davos :

	Tempér. moyenne.		Tempér. moyenne.
Janvier.....	— 8,11	Juillet........	12,78
Février......	— 3,51	Août..........	11,17
Mars........	— 3.54	Septembre....	9,22
Avril.......	+ 1,51	Octobre........	2,24
Mai..........	8,08	Novembre.....	— 2,96
Juin........	9,34	Décembre.....	— 5,95

Température moyenne de l'année 2,56.

Si, au lieu de considérer la température moyenne de l'année, nous n'envisageons que la température des cinq mois constituant la période de cure hivernale, nous trouvons que la moyenne pour cette période et de —4°,82. Nous devons ajouter que le thermomètre descend souvent pendant l'hiver à 20 et 25° sous zéro : les nuits surtout sont extrêmement froides à cause de l'intensité du rayonnement nocturne, favorisé par un ciel généralement serein.

Mais nous n'avons inscrit plus haut que les résultats des observations faites à l'ombre et au nord. A l'exposition sud et au soleil, les résultats sont bien différents. Pour bien faire comprendre la puissance de la radiation solaire à cette altitude de 1,650 mètres, je rapprocherai les observations faites dans cette station avec le thermomètre à boule noircie dans le vide, des observations analogues faites à Paris, à l'observatoire de Mont-Souris.

Considérons par exemple la journée du 30 décembre 1873, je prends à dessein cette date, parce que, à Davos comme à Paris, le ciel fut ce jour là d'une grande pureté : à Mont-Souris, le maximum de température constaté au soleil fut de 19°,9, pendant que le thermomètre minima à l'ombre descendait à —5°,1. A Davos, la température maximum au soleil fut de 43° ; la température minimum, à l'ombre, de — 18°,3. M. Frankland, membre de la Société royale de Londres, qui a passé une partie de l'hiver de 1873-74 à Davos, a répété, dans cette station, l'expérience de Saussure qui consiste à exposer aux rayons du soleil un thermomètre placé dans une boîte de bois, garnie de drap noir et recouverte extérieurement d'un morceau de verre. Après trois heures d'exposition, le thermomètre du physicien anglais marquait 105° centigrades, c'est-à-dire qu'à Davos les rayons non concentrés du soleil suffisent pour porter l'eau à la température d'ébullition, et même bien au delà, si l'on songe qu'à Davos, eu égard à l'altitude, l'eau bout à 94°. Ce qui distingue le climat de Davos et en forme la caractéristique, c'est, comme on voit, une température très-élevée au soleil, coïncidant avec une température très-basse à l'ombre.

L'intensité de la radiation solaire à Davos s'explique par la faible proportion de vapeur d'eau qui se trouve dissoute dans cette atmosphère glaciale : on sait en effet, par les belles expériences de Tyndall (1), qu'un air sec absorbe 90 fois moins de chaleur qu'un air saturé d'humidité. Les effets de la radiation à la surface du sol se trouvent encore favorisés par la présence de la neige, qui intercepte la chaleur des rayons du soleil, l'empêche d'arriver à la terre, et la restitue presque tout entière à la couche inférieure de l'atmosphère, celle où vivent les malades.

En outre, dans la vallée de Davos, il n'est pas rare de voir le ciel se maintenir absolument pur pendant plusieurs semaines, avec un soleil resplendissant : les brouillards y sont très-rares, et on n'y connaît pas cette atmosphère brumeuse qui enveloppe nos villes pendant l'hiver, éteint les rayons du soleil, et nous fait voir cet astre, comme à travers un verre noirci. D'un relevé comparatif que j'ai fait à ce sujet, il résulte que du 23 octobre 1870 au 28 février 1871, on a compté à Davos 64 journées très-belles, où les malades pouvaient sortir et se promener au soleil, tandis qu'à Paris nous n'avons eu que 23 journées semblables durant la même période.

Ce ciel exempt de brouillards, mais surtout cette température vraiment extraordinaire de 40 à 50° au soleil, expliquent bien comment le séjour de Davos devient possible pour des constitutions délicates, pour des personnes atteintes de catarrhe pulmonaire et de phthisie. Avant le lever du soleil sur l'horizon de Davos, la température est généralement très-basse, parfois de 15 à 20° sous zéro. Il y aurait danger réel pour les malades à se montrer en plein air à ce moment, aussi restent-ils enfermés dans les hôtels, où grâce au système des doubles portes et des doubles fenêtres répandu dans toute la Suisse, les calorifères peuvent maintenir nuit et jour une température uniforme de 15 à 18°. A peine le soleil a-t-il commencé à éclairer la vallée, qu'on voit les malades sortir de leurs hôtels et se promener sur la neige, avec des habits très-légers. La radiation solaire est si puissante que les malades sont dans la nécessité de se garantir la figure, et ce n'est pas un des détails les moins curieux du spectacle que présente cette vallée, que de voir sur cette nappe

(1) *Heat, a mode of motion*, 4e édit., chap. IX.

de neige, et quand le thermomètre marque à l'ombre 15 à 20° sous zéro, les dames se promenant au soleil avec des ombrelles, et les hommes circulant à pied ou en traîneau, la tête couverte d'un panama, pour échapper aux insolations, fréquentes à cette altitude.

Au sujet de cette intensité d'action des rayons solaires à Davos, je citerai encore l'observation suivante qui m'est personnelle. Eu égard à l'encombrement qui régnait à Davos-Platz, et craignant de ne pas pouvoir trouver place dans les hôtels, je dus m'arrêter à Davos-Dœrfli, village situé à deux kilomètres en deça de Davos-Platz. Le lendemain de mon arrivée, dès huit heures du matin, par conséquent avant le lever du soleil dans la vallée, je me rendis à Davos-Platz : il faisait un froid très-vif; le thermomètre marquait 15° sous zéro, par un ciel très-pur. J'avais revêtu un double vêtement; mais à mon retour, à 11heures, je dus, dès les premiers pas, me dévêtir, en ne conservant qu'une simple jaquette, sous laquelle néanmoins je transpirais abondamment. On serait certainement moins incommodé, à faire le trajet de la Madeleine à la Bastille, à pied et au soleil, pendant les chaleurs caniculaires du mois de juillet. Les malades circulent dans le village de 9 heures à 3 heures; dès que le soleil commence à disparaître sous l'horizon, chacun s'empresse de rentrer dans son hôtel, car le changement de température se fait sans transition, au coucher comme au lever du soleil, et on voit le thermomètre baisser en quelques minutes de 20 à 30°.

L'état hygrométrique de l'atmosphère de Davos n'est pas moins intéressant à étudier. L'humidité relative de l'air pour chacun des mois de la cure d'hiver est représentée par les nombres suivants (100 représentant la limite de saturation de l'air par la vapeur d'eau) :

Novembre.	85
Décembre.	87
Janvier...	84
Février....	80
Mars......	87
Moyenne..	84,6

A premiere vue, ces données semblent indiquer un air très-humide; et les médecins allemands qui ont écrit sur cette station, Guido Ramann, Hermann, Reimer, sont quelque peu déroutés en reproduisant ces chiffres fournis par le psychromètre d'August et qui paraissent si étranges : s'il y a un fait aujourd'hui bien établi, c'est celui de la sécheresse de l'air dans les hautes régions de l'atmosphère, due à la diminution progressive de la vapeur d'eau à mesure qu'on s'élève. Gay-Lussac, dans la relation de son voyage (1) aérostatique, mémoire peu lu aujourd'hui, mais qui est un modèle d'observation physiologique, nous apprend qu'à 4,500 mètres d'altitude, l'hygromètre à cheveu qui, au départ marquait 57°, n'indiquait plus que 27° : la sécheresse de l'air était telle que, chez cet observateur, les sécrétions buccales étaient presque taries et que, par suite du manque de salive, il lui était très-pénible, d'avaler du pain. Rappelons enfin, s'il était besoin d'une nouvelle preuve, que dans la récente ascension en ballon où il a trouvé la mort, Crocé-Spinelli opérant avec le spectroscope, inscrivait l'observation suivante : 5,000 mètres, il n'y a plus de vapeur dans l'air.

A Davos, à l'altitude de 1,650 mètres, la proportion de vapeur d'eau est certainement très-atténuée : mais les climatologistes allemands ont eu le tort de s'en tenir à l'état de saturation, qui exprime un rapport abstrait, au lieu de prendre en considération et de déterminer la quantité en poids de vapeur d'eau dissoute dans l'atmosphère de Davos. C'est là une distinction essentielle à faire en climatologie médicale, et je vais essayer d'en faire comprendre l'importance par un exemple. Comparons les stations de Davos et de Pise. A Pise, ainsi qu'il résulte des observations du docteur Broking (1855-1871) (2), la pression atmosphérique moyenne est de 762 millimètres, et la température moyenne hivernale (novembre à mars) est de 8°,24. A Davos, les éléments correspondants sont respectivement 627 millimètres et —4°,82. A l'aide de ces données, on trouve que

(1) Relation d'un voyage aérostatique fait par M. Gay-Lussac le 29 fructidor an XII (1803), *Annales de chimie*, tom. LII.

(2) Pisa und sein klima, *Berliner Klin. Wochenschr.*, 1872, n. 42.

la quantité de vapeur contenue dans un mètre cube d'air à Davos est de 2 gr.,428 et à Pise de 6 gr. 510. Dans cette dernière station, l'air contient environ trois fois plus de vapeur d'eau qu'à Davos, et cependant, à s'en tenir aux données du psychromètre, l'état hygrométrique moyen est représenté à Davos par 84°,6 et à Pise par 78°,2. On voit à quels mécomptes on s'expose en voulant juger de la sécheresse de l'air d'une station par la fraction de saturation.

Cette sécheresse de l'air à Davos, suivant la très-juste observation du docteur Spengler, est cause que les phthisiques atteints d'ulcération du larynx et de la trachée s'accommodent en général très-mal de ce milieu. Par contre, ainsi que le fait remarquer M. Jaccoud (1), dans la monographie pleine d'intérêt qu'il a publiée sur la station de Saint-Moritz, très-voisine de Davos et située dans des conditions climatériques presque identiques, les catarrhes broncho-pulmonaires avec hypersécrétion abondante sont promptement amendés, par suite de la rapidité de l'évaporation des liquides, sous l'influence de cet air très-sec.

On semble à peu près d'accord aujourd'hui pour proscrire les climats humides, comme lieux de séjour pour les phthisiques. Il serait difficile de fournir une explication rationnelle de cette pratique, parce que nous ignorons quel est le rôle physiologique de la vapeur d'eau contenue dans l'atmosphère. Lehmann professe qu'elle modifie, par ses variations, l'exhalation de l'acide carbonique à la surface du poumon. D'autre part, les expériences de Tyndall, auxquelles nous avons fait allusion plus haut, montrent qu'un air très-humide est, pour le corps humain, un agent énergique de déperdition de la chaleur animale, en sorte que la caséification du poumon serait ici le résultat d'un refroidissement lent et continu, comme la pneumonie fibrineuse est, dans certains cas, le résultat d'un refroidissement subit : il y a là un *desideratum* que les recherches physiologiques pourraient seules éclairer. Cependant l'influence nocive de l'air très-humide sur le poumon ne nous paraît pas pouvoir être contestée

(2) La station médicale de Saint-Moritz. Paris 1873.

Il suffit de rappeler les expériences qui ont commencé à établir la réputation de Coste, expériences daus lesquelles ce physiologiste déterminait la tuberculose chez des lapins en les enfermant dans une cave, où l'air était saturé d'humidité. Je citerai encore le fait suivant. Autour de la Butte-Montmartre, à Paris, sont groupés trois quartiers municipaux, où vit une population de 120,000 habitants, présentant dans ces trois quartiers des conditions sociales identiques : c'est une population d'aisance moyenne. Deux de ces quartiers, La Goutte d'Or et Clignancourt, ont l'exposition du couchant et du sud et sont éclairés par le soleil toute la journée ; le troisième, celui des Grandes Carrières, ne voit le soleil qu'une partie de la journée et est très-humide : d'après les relevés du *Bulletin de Statistique municipale*, la mortalité par phthisie dans les deux premiers quartiers est de 38 pour 10,000 habitants et de 59 dans le troisième.

Quelque opinion que l'on se fasse du rôle de l'humidité de l'air sur l'économie, il est impossible désormais de ne pas prendre en considération sérieuse cet élément dans les recherches climatologiques. Les médecins qui exercent dans les stations où l'on envoie des phthisiques devront donc porter leur attention de ce côté, et déterminer le degré d'humidité de l'air dans ces stations, non seulement en donnant la fraction de saturation, mais encore le poids de vapeur d'eau contenue dans un volume donné d'air (1).

Il me reste à parler d'un dernier élément météorologique, la pression de l'atmosphère à Davos; la hauteur moyenne du baromètre dans cette station est de 627 millimètres correspondant, comme il a été dit, à une altitude de 16 50 mètres. Examinons rapidement les principales conséquences physiologiques de ce fait.

1° Surcroit d'activité des fonctions circulatoire et respiratoire. A Davos, le nombre des mouvements cardiaques est sensiblement plus élevé que dans la plaine ; à Paris, mon pouls

(1) L'*Annuaire de la Société météorologique de France* publiera prochainement une table fournissant ces deux éléments, entre les limites de pression et de température où l'on observe dans nos climats.

donne 69 pulsations, à la minute; à Davos, 78. C'est à ce phénomène qu'on a donné le nom assez impropre de fièvre d'altitude.

Il est bon, pour chaque station médicale, de déterminer l'effet de l'altitude sur le pouls; cela est indispensable pour les stations où l'altitude se combine avec l'action de eaux, comme à Saint-Moritz, à Tarasp, au Mont-Dore, à Baréges, etc.; dans ces stations, les eaux produisent, comme on sait, au bout de quelques jours de cure, des phénomènes d'excitation, connus sous le nom de fièvre thermale ou hydrominérale. Si on ne consulte que le pouls, cet état fébrile est évidemment la résultante de deux causes très-différentes, dont les effets se superposent et doivent être soigneusement distingués, si l'on veut apprécier à sa juste valeur, l'action de la médication hydro-minérale. Cette distinction, qui n'a pas toujours été faite, est d'autant plus importante que les phénomènes d'excitation produits par les eaux, sont essentiellement transitoires, tandis que la fièvre d'altitude persiste pendant toute la durée du séjour dans la station, et que, si l'on n'est pas prévenu, on peut être conduit à attribuer aux eaux un effet physiologique de la pression atmosphérique.

Ce n'est pas seulement la circulation qui se trouve influencée par l'altitude à Davos; les fonctions du poumon sont également modifiées dans ce milieu raréfié, on y constate une accélération notable des mouvements respiratoires. Le Dr Spengler, dans sa monographie, si remarquable d'ailleurs au point de vue clinique (1), déclare expressément que, dans l'atmosphère de Davos, le poumon supplée au déficit d'oxygène par des inspirations plus profondes et plus lentes que dans les conditions normales de pression. Il est bien vrai qu'à l'altitude de 1650 mètres il y a dans l'air un déficit notable d'oxygène, mais l'observation prouve que ce n'est pas par des inspirations plus profondes et plus prolongées que le poumon y supplée, mais par des mouvements respiratoires plus fréquents. A Davos, où je me suis observé avec soin pendant plusieurs jours, j'ai constaté 18,2 mouvements respiratoires par minute, tandis qu'à Paris, je n'en compte que 16,6.

(1) *Die landschaft Davos als kurort gegen lungenschwindsucht*, page 27.

L'observation des mouvements respiratoires est assez délicate, parce que, quand on se prend soi-même pour sujet d'expérience, la volonté peut intervenir pour modifier la durée de ces mouvements ; je ne crois cependant pas que mon observation soit ici en défaut. Il y a quelques semaines, j'eus l'occasion de voir les aéronautes du *Zénith*, qui étaient venus rendre compte de leur ascension du 23 mars à notre Société météorologique de France : ils nous avaient annoncé qu'ils feraient une ascension à grande hauteur, celle où Crocé et Sivel ont trouvé la mort. Je priai l'un d'eux, M. Sivel, de vouloir bien observer sa respiration pendant l'ascension ; mais il fut surpris par la mort avant d'avoir pu faire cette observation. Toutefois, j'ai reçu depuis, du survivant de la catastrophe du *Zénith*, M. Gaston Tissandier, une note qui ne laisse pas de doute sur l'exagération des mouvements respiratoires, à mesure qu'on s'élève. A 5,300 mètres, m'écrit M. Tissandier, j'avais 26 mouvements respiratoires à la minute ; à terre, j'ai 19 à 23 respirations.

M. Jaccoud, qui a constaté cet effet de l'altitude, à Saint-Moritz, pense qu'il n'y a pas seulement fréquence plus grande de la respiration, mais ampliation pulmonaire plus considérable (1). « Cette circonstance, ajoute-t-il, met en jeu certaines régions du poumon que j'appelle paresseuses, parce que, dans les conditions ordinaires, elles ne prennent qu'une faible part à l'expansion respiratoire ; ces régions sont les parties supérieures de l'organe. » Ce qui est remarquable, c'est qu'à Davos, comme premier signe d'amendement des symptômes thoraciques dans la phthisie, on observe un accroissement de la capacité respiratoire, mesurée à l'aide du spiromètre, instrument couramment employé dans cette station.

2° Désoxygénération de l'air. Ce phénomène, qui sert de base à la théorie du Dr Jourdanet sur l'immunité phthisique dans les stations à altitudes considérables, est très-sensible à Davos. En effet, le poids d'oxygène contenu dans un litre d'air, à Paris, à 0° et à l'altitude de 60 mètres, est de 0,gr. 297 ; l'atmosphère raréfiée de Davos ne contient plus que 0,gr. 252 d'oxygène par litre. C'est donc une différence de

(1) *La station de Saint-Moritz*, page 34.

0gr. 045 par litre. D'un autre côté, et en prenant mes observations personnelles comme point de départ, 16,6 inspirations par minute, à Paris, introduisent 7920 litres d'air dans les poumons en 24 heures, tandis que, 18,2 inspirations, à Davos, fournissent à l'économie 8784 litres ; mais en raison de la désoxygénation de l'air, les 7,920 litres, à Paris, représentent 2,352 grammes d'oxygène en 24 heures, tandis que les 8784 litres inspirés à Davos, ne représentent que 2213 grammes : il y a donc pour l'économie un déficit journalier de 149 grammes d'oxygène en 24 heures, à Davos. C'est à ce déficit que M. Jourdanet a donné le nom de *diète respiratoire*. Nous ne faisons que mentionner ici le fait qui est incontestable, sans entrer dans des discussions théoriques sur les causes de l'immunité phthisique.

Nous terminerons cet examen des conditions climatériques de la station de Davos, par une remarque générale sur les observations météorologiques faites dans un but médical. Il est admis qu'on doit installer les instruments au nord, à l'ombre, loin des murs et des habitations, assez loin du moins pour les soustraire aux causes locales de perturbation. Ce qui se passe à Davos montre qu'il est nécessaire de faire les observations, non seulement à l'ombre, mais encore au soleil, près ou loin des maisons, en se plaçant dans les conditions atmosphériques mêmes, au milieu desquelles vivent les malades. Si les observateurs de Davos n'avaient pas imaginé de faire des observations du thermomètre au soleil, et ne nous avaient pas appris que, dans ces conditions, la température hivernale de cette station est trois fois plus élevée que celle de Paris, la cure d'air de Davos serait encore un mystère pour nous. Ajoutons que les observations au soleil doivent être étendues au psychromètre; il est probable, pour ne pas dire certain, que les conditions hygrométriques de l'air, à Davos, doivent être très-différentes au soleil et à l'ombre, aussi différentes peut-être que celles qui ont été constatées pour la température. Il y a bien longtemps que M. le professeur Fuster, de Montpellier, dans un ouvrage couronné par l'Institut de France (1), a insisté sur les nécessités de ces observations

(1) *Des maladies de la France dans leurs rapports avec les saisons*. Paris 2840, page 340.

faites dans des conditions diverses, et qui seules peuvent jeter quelque jour sur la pathologie et la thérapeutique des altitudes.

Ainsi les conditions thermométriques de la station de Davos, expliquent de la manière la plus naturelle la possibilité du séjour, en hiver, dans cette station, pour des malades atteints d'affections des voies respiratoires ; mais la cure hivernale peut se justifier encore par des considérations d'un ordre tout différent.

Quand on étudie la répartition des décès par phthisie pulmonaire, suivant les saisons, on constate que le maximum de mortalité coïncide, non pas, comme on le pourrait croire tout d'abord, avec les mois rigoureux de l'hiver, mais qu'il tombe dans la période vernale, tantôt en mars, tantôt en avril, tantôt en mai, suivant les climats et les localités que l'on considère. D'une manière générale, on peut dire que ces trois mois, où prédomine une constitution humide et froide, sont les plus chargés en décès. A Paris, où nous avons une moyenne annuelle de 8000 décès par phthisie, le maximum se produit généralement en avril, d'après les relevés que j'ai faits sur le *Bulletin de statistique municipale*. Les relevés du Dr Besnier, pour les hôpitaux de Paris, conduisent exactement aux mêmes conclusions : mars, avril, mai, fournissent constamment plus de décès par tuberculose pulmonaire, que les mois de décembre, janvier et février. Dans les pays froids, en Écosse, le maximum a lieu un peu plus tôt ; au mois de mars. A mesure que l'on descend vers le sud, le maximum s'éloigne de l'hiver : à Vienne en Autriche, il tombe au mois de mai, et à Rome, d'après les relevés hebdomadaires publiés par le municipe de cette ville, le maximum a lieu en juillet, ce qui semblerait établir l'influence nocive de la chaleur sur la marche de la phthisie.

C'est un fait digne de remarque, que les malades qui passent l'hiver à Davos, supportent, en général, très-bien les froids secs et vifs qui caractérisent la période des quatre premiers mois de la cure, celle qui s'écoule entre novembre et février, et que les complications et les accidents ne surviennent d'habitude que dans le courant de mars et le commencement d'avril, dans cette période d'humidité excessive, marquée par la fonte des neiges.

Après ma visite à Davos, et pour compléter les informations que j'avais prises, je désirais savoir quel était le chiffre des décès constatés, chaque année, sur la colonie étrangère ; mais c'est là un point délicat, sur lequel il est très-difficile d'être renseigné d'une manière exacte. En Suisse comme en France, on cache volontiers son nécrologe dans les stations médicales. M. le Dr Lombard, qui avait eu la même curiosité que moi, dans une excursion qu'il fit à Davos, pendant la belle saison, me racontait qu'il était allé visiter le cimetière ; mais ce genre d'enquête qui laisse beaucoup de doutes, en raison des morts étrangers qui sont souvent rapatriés, n'était guère possible, pour moi, à un moment de l'année où six pieds de neige recouvraient le sol. Je me suis adressé, à mon retour de Davos, au bureau de statistique fédérale, à Berne, où j'ai pu prendre connaissance des états statistiques des décès à Davos ; il n'y a aucune indiscrétion à les faire connaître, car ils sont certainement favorables à cette station.

Je constatai que le nombre annuel des décès, fourni par les malades en traitement, ne dépasse pas douze, chiffre relativement peu considérable, si l'on songe que la population flottante se compose de quatre à cinq cents étrangers résidant dans la vallée pendant cinq mois. Ce chiffre répond à une mortalité annuelle de 48 p. 1000, proportion double de celle que nous constatons pour la ville de Paris ; mais la colonie de Davos n'est pas une population normale comme celle de nos villes Si l'on devait prendre un point de comparaison, il serait plus exact de la rapprocher de la population de nos hospices civils, où la mortalité est de 86 p. 1000.

Ce qui me frappa également dans le dépouillement des registres mortuaires de Davos, c'est que la mortalité, insignifiante pendant les premiers mois du séjour, porte principalement sur les mois de mars et d'avril, période où la fonte des neiges entretient dans le sol et l'atmosphère une humidité excessive. C'est le moment où la cure se termine et où les malades rentrent dans leurs familles, ou bien se rendent dans des stations moins élevées de la Suisse, à Lugano, à Vevey, à Montreux, etc. Je dois ajouter que les malades succombent communément aux atteintes de ces pleuro-pneumonies insidieuses connues sous le nom d'*Alpenstich*, en sorte que les inflammations catarrhales qui sont si fréquemment le point de départ de la phthisie, en sont également une terminaison fort commune.

Le docteur Spengler a fait remarquer que ce qui domine dans le choix d'une station médicale pour les poitrinaires, c'est la pathologie locale ; une localité a-t-elle beaucoup de natifs phthisiques, il faut se garder d'y envoyer des malades ; dans l'état d'incertitude où nous sommes encore sur les causes qui président au développement de la phthisie, cette manière de voir nous semble parfaitement rationnelle : elle fournit un nouvel argument en faveur de la station de Davos.

La société helvétique des sciences naturelles a ouvert, il y a quelques années, une enquête sur la répartition de la phthisie à diverses altitudes. Bien que ce travail, qui promet d'être très-intéressant, ne soit pas encore terminé, les résultats partiels que nous connaissons et qui ont été publiés par le docteur Lombard, tendent à établir l'immunité à peu près certaine des *Sanatoria* du canton des Grisons. M. Lombard nous apprend que dans les basses régions de la Suisse occidentale, à l'altitude de 380 à 500 mètres, on compte 10,5 décès phthisiques sur 100 décès au total; dans les régions moyennes (527 à 830 mètres), la mortalité est de 9,4 pour 100; dans les hautes régions (800 à 1218 mètres, elle descend à 5,9 pour 100 : encore faut-il dire que dans cette dernière zône, les conditions de l'habitat sont certainement modifiées par la composition de la population, qui est principalement ouvrière, dans les cantons de Genève et de Neuf-Châtel, base de l'enquête de M. Lombard ; or, l'élément professionnel contribue certainement à grossir le contingent mortuaire de la phthisie. Dans la vallée de Davos, où vit une population exclusivement agricole, M. Spengler n'a pu constater un seul cas de phthisie pendant une pratique de quatorze années.

A la société météorologique de France, où après mon retour de Davos, j'exposai les résultats sommaires de mon excursion, il me fut répondu, au sujet de l'immunité remarquable de cette station, que si à Davos il n'y avait pas de phthisiques, cela devait tenir à la rigueur du climat, qui, dès les premiers mois de la vie, enlevait les enfants débiles, les constitutions délicates, celles qui sont prédestinées aux affections organiques du poumon; de telle sorte que, dans cette population ainsi épurée par la mort, la tuberculose devait sembler plus rare que dans tout autre milieu. Je ne crois pas l'objection fondée : s'il était vrai que l'immunité de Davos fût le résultat d'une épuration naturelle de la population, il faudrait que la mortalité fût considérable dans le jeune âge, et c'est ce que l'observation contredit. Je dois à l'obligeance de M. le docteur Unger (de Davos), un relevé de l'état civil fait par les soins du pasteur de la station; il résulte de ce document qui embrasse seize années (1859-1874) qu'à Davos, la mortalité des enfants dans la première année de la vie est de 6,9 pour 100 naissances, proportion exceptionnellement faible, la plus faible que j'aie rencontrée dans mes recherches sur la mortalité infantile. L'Écosse, le pays de l'Europe, qui passe pour perdre le moins d'enfants, a une proportion de décès de 11 pour 100 : en France, nous perdons 18 enfants sur 100 naissances.

Je dois ajouter qu'à tous les âges de la vie, excepté dans l'extrême vieillesse, la mortalité est extrêmement faible à Davos. Aussi la vie moyenne y est-elle d'une durée remarquable, 56 ans, tandis qu'en France, elle n'atteint pas 40 ans.

La morbilité de cette station n'est pas moins digne d'attention : si l'on excepte les pneumonies catarrhales, assez fréquentes dans la population indigène, comme dans la colonie étrangère, la pathologie locale est des plus simples. Le docteur Spengler, en quatorze années, n'a observé dans la vallée qu'une épidémie de rougeole qui fut très-bénigne. La fièvre typhoïde, malgré l'encombrement des hôtels, est inconnue à Davos. Le docteur Spengler pense qu'il faut attribuer cette immunité spéciale à la couche de neige, qui, pendant la durée de la cure recouvre le sol et l'isole absolument de la population : nous n'avons pas à nous prononcer sur la valeur de cet argument qui est certainement favorable aux partisans des influences telluriques dans la pathogénie de la fièvre typhoïde.

Ainsi, morbilité insignifiante, mortalité faible, absence de phthisie parmi les natifs, vailà trois faits biostatiques d'une haute valeur, qui attestent la salubrité de cette station et qui, avec les circonstances climatériques que nous avons exposées précédemment, en recommandent le séjour aux malades. Si nous avions à résumer les conditions que doit remplir une station d'hiver pour les phthisiques, nous dirions qu'elles se ramènent à ces trois faits : air sec, immunité phthisique, mortalité et morbilité faibles parmi les indigènes.

J'insiste sur le fait de l'immunité, par ce qu'il a été le point de départ de l'établissement de la cure de Davos. Le docteur Spengler avait observé que les habitants de cette station étaient absolument indemnes de tuberculose; il avait fait cette remarque également intéressante, que les habitants de la vallée qui émigrent et vont s'établir dans des régions moins élevées y contractent parfois la phthisie. L'amour du pays, qui est très-puissant chez ces habitants des montagnes, les ramène dans leur vallée et ils s'y rétablissent toujours, quand la maladie n'est pas trop avancée.

C'est sur cette donnée que la cure d'air fut instituée à Davos : c'est vers 1856 que les malades commencèrent à fréquenter cette station. L'une des observations les plus intéressantes que j'aie recueillies est certainement celle que je tiens du Dr Unger, qui en est lui-même le sujet. Il était phthisique ; des hémoptysies répétées et d'autres symptômes alarmants le contraignirent d'abandonner la pratique médicale. Il alla s'établir à Gæbersdorf, dans le Kurhaus que le docteur Brehmer avait fondé, à l'altitude de 500 mètres, pour le traitement de la phthisie. Son état ne s'améliorant pas dans cette station, il se décida à aller faire une cure d'air à Davos, où le docteur Spengler traitait déjà des phthisiques et avait publié quelques observations sur l'aérothérapie ; dans ce nouveau milieu, sous l'influence de cet air tonifiant, les symptômes inquiétants ne tardèrent pas à s'amender, puis à disparaître tout-à-fait ; et aujourd'hui après un séjour de dix ans et malgré une pratique fort active, il ne reste plus de traces d'une affection qui avait tant alarmé notre confrère.

La réputation de Davos a grandi peu à peu, à mesure que les cures d'air étaient plus connues et mieux appréciées. On comptait dans cette station 8 malades en 1865, 55 en 1870, 220 en 1873 ; au moment où j'étais à Davos, en décembre 1874, on comptait environ 400 pensionnaires en traitement dans les hôtels de la station.

L'agent thérapeutique de la cure, c'est certainement cet air sec, cette atmosphère tonique et vivifiante que les malades respirent pendant plusieurs mois; mais cette médication naturelle s'est accrue de quelques adjuvants artificiels dont on ne saurait contester l'efficacité. On à installé dans le Kurhaus, qui est à la fois un hôtel et un établissement thérapique, un appareil pour administrer des douches froides aux malades. Les phthisiques d'une complexion trop délicate sont soumis à des frictions à l'eau froide. Sous l'influence de ce traitement, on voit les sueurs nocturnes, si rebelles à nos médicaments, s'amender et disparaître après un séjour de cinq à six semaines. Les malades se livrent chaque jour à un exercice respiratoire qui consiste à faire des inhalations profondes pendant quelques minutes. Cette gymnastique pulmonaire a pour but de développer la capacité respiratoire qui tend, comme on sait, à diminuer sous l'influence de la tuberculisation.

Le régime alimentaire des malades est tonique, mais avec prédominance d'aliments respiratoires. Ils font usage de viandes substantielles, de vins généreux, de beurre, de lait en nature très-riche en crême, et de corps gras; ce régime se rapproche comme on voit, beaucoup de ce qu'on a appelé la diète d'engraissement. Est-ce à cette alimentation spéciale, ou à l'action incontestable de la cure d'air sur les fonctions de nutrition, qu'il faut attribuer cet arrêt si remarquable des symptômes d'émaciation qu'on observe chez quelques malades, et souvent même une augmentation notable du poids du corps? Lindeman (1) cite le cas d'un de ses malades de Davos, qui en quatre semaines avait vu le poids de son corps s'accroître de huit kilogrammes, ce qui équivaut à un accroissement quotidien de 290 grammes. Sur dix malades du docteur Spengler, dont l'observation se trouve relatée dans son mémoire, on constate que l'augmentation moyenne de poids est de

(2) *Klimatische curorte*, page 32. Erlangen, 1874.

18 livres et demie pour chaque malade, dans une période de deux mois et demi.

A Davos, on prête avec raison, une grande attention à ce phénomène de l'engraissement ou de l'amaigrissement des malades, comme indice de la marche de la maladie et des résultats du traitement. C'est qu'en effet la désorganisation qui caractérise la tuberculose n'est pas limitée au poumon ; il n'y a pas seulement consomption pulmonaire, il y a aussi consomption du tissu adipeux, consomption du tissu musculaire, et tous ces phénomènes se développent parallèlement, en sorte que l'observation des uns peut nous éclairer sur la marche des autres. Le malade cesse-t-il de maigrir et de perdre ses forces ? son poids tend-il à augmenter ? on peut affirmer qu'il y a arrêt dans le travail de tuberculisation ou de caséification du poumon ? le traitement est-il impuissant à arrêter la fonte progressive des tissus adipeux et musculaire, et l'émaciation devient-elle chaque jour plus prononcée, on peut être assuré que le tissu pulmonaire participe à cette destruction progressive, dont le résultat inévitable est la mort. Les indications de la balance constituent un moyen de contrôle qui trompe rarement, et qui nous semblent bien préférables à celles du spiromètre, qu'on utilise également à Davos.

Si l'on en excepte quelques personnes atteintes de catarrhes bronchiques simples, les seuls malades que l'on rencontre à Davos, sont des phthisiques chez lesquels la tuberculisation est confirmée ou qui en ont les signes présomptifs et qui viennent suivre dans cette station un traitement prophylactique. On rencontre là toutes les variétés de phthisie, celles de Laennec et celles de Niemeyer. Il y a contre-indication toutefois pour la tuberculose avec ulcérations du larynx et de la trachée, ainsi que pour la phthisie au troisième degré, qui, de l'aveu de M. Spengler, ne fait qu'empirer à Davos : mais, sous ce rapport, Davos n'est pas autrement partagé que les autres stations médicales : nous ne la guérissons pas davantage à Eaux-bonnes, ni à la Bourboule, ni au Montdore, où cependant notre médication a deux armes également puissantes, les eaux thermales et l'altitude.

La phthisie avec tendance aux hémoptysies est traitée avec succès à Davos, le docteur Unger, qui, avant de venir se traiter à Davos : avait eu, nous a-t-il dit, dix-sept hémorrhagies pulmonaires, n'a plus vu reparaître cet accident. Pour expliquer cette influence remarquable et aujourd'hui bien établie des stations élevées, on a dit que la dépression barométrique avait pour effet de provoquer l'afflux du sang à la périphérie du corps, et de mettre les viscères dans un état d'anémie relative. On a invoqué à ce sujet les expériences de Volkmann faites sur des animaux enfermés sous la cloche de la machine pneumatique, expériences d'où il résulterait que la charge sanguine des organes thoraciques est directement proportionnelle à la pression atmosphérique.

Ces expériences *in vitro*, et les conclusions qu'on en a tirées, nous semblent bien contestables. Le poumon est en communication continue avec l'atmosphère, dont les variations se font sentir jusqu'au fond des dernières ramifications bronchiques : il n'y a, sous ce rapport, aucune analogie à établir entre le poumon et les autres viscères, et la pression barométrique tend certainement à congestionner le poumon, aussi bien que les organes périphériques. Aux expériences de *Volkmann*, nous opposerons l'observation autrement probante des malheureux aéronautes du *Zénith*. On a discuté et on discutera longtemps sur la véritable cause de leur mort ; mais, ce qui n'est pas contestable, c'est que deux d'entre eux furent frappés d'hémorrhagie pulmonaire dans les hautes régions de l'atmosphère, — ils avaient la bouche remplie de sang spumeux ; — c'est que M. Tissandier, qui seul échappa à cet accident, est un sujet lymphatique, à circulation capillaire paresseuse ; ajoutons qu'il était à jeûn, tandis que ses compagnons de voyage avaient déjeuné avant l'ascension, circonstance qui devait contribuer à augmenter la tension sanguine et par conséquent les chances d'hémorrhagie pulmonaire.

Malgré cette influence défavorable de la dépression atmosphérique, il est incontestable que la phthisie avec tendance aux hémorrhagies est heureusement modifiée par l'altitude dans nos stations élevées de l'Europe, atteignant rarement et ne dépassant jamais 1,800 mètres. Les effets de la dépression atmosphérique sont toujours très restreints sous cette limite, et ne peuvent constituer un obstacle sérieux au travail de réparation et de cicatrisation qui s'opère dans le poumon, sous l'influence de la cure d'air.

La cure d'air hivernale commence à Davos, au mois de novembre. Mais les malades ne doivent pas attendre, pour se mettre en route, que la neige soit tombée et couvre la vallée. Le voyage pourrait présenter alors des inconvénients sérieux et même des dangers. Le chemin de fer conduit les malades jusqu'à la station de Landquart, dans les Grisons. De ce point, il faut gagner Davos en poste : c'est un voyage de huit à dix heures, qui s'effectue en traîneau découvert, quand les routes sont couvertes de neige. Quelques précautions que l'on prenne pour se garantir, il est impossible que les organes respiratoires ne soient affectés par le vent glacial qui souffle parfois avec violence, le long de la gorge étroite qui conduit de Landquart à Davos. Quoique bien portant, j'en ai éprouvé les effets pendant mon excursion de décembre dernier, et j'ai toussé pendant 48 heures. Les malades feront donc sagement d'arriver à Davos, dans la première ou la seconde quinzaine d'octobre.

LE MONT-DORE

II

On est dans l'usage, quand un malade doit faire une cure d'air à Davos, de le faire séjourner quelques semaines dans une station à moindre altitude, pour rendre moins sensibles les effets de la dépression atmosphérique. Nous avons en France quelques stations comme la Bourboule, à l'altitude de 850 mètres, Cauterets à 932 mètres, le Mont-Dore à 1,050 mètres, Baréges, à 1,280 mètres, où nos malades pourraient être utilement dirigés pendant l'été ou le commencement de l'automne. Sans parler de la médication thermale, ils trouveraient dans ces stations élevées non-seulement des conditions convenables d'acclimatement, mais encore un milieu propice pour une cure estivale, analogue à celles qui ont été instituées en Suisse. C'est ce que je vais établir pour le Mont-Dore, la seule station pour laquelle je possède des observations suffisamment étendues. Je vais montrer que, par ses conditions climatériques ou sanitaires, elle ne diffère pas sensiblement de celle de Davos.

Le village du Mont-Dore est situé vers le milieu d'une vallée de huit kilomètres de long, d'un kilomètre de large. Cette vallée est exactement orientée du nord au sud ; le village est bâti sur le versant tourné au couchant. Cette vallée, la plus élevée de la France centrale, rappelle, par sa configuration générale et son aspect, celle de Davos ; il n'y a de différence qu'en un seul point : la vallée de Davos est ouverte à ses deux extrémités, tandis que celle du Mont-Dore est ouverte seulement au nord, mais fermée au sud par le pic du Saucy.

La présence de cette barrière naturelle, de 1,884 mètres de hauteur, au sud de la vallée qu'elle délimite, a une grande importance au point de vue climatologique et médical : si elle n'est pas un obstacle infranchissable pour les courants atmosphériques, du moins elle garantit le village du Mont-Dore contre les vents du sud, qui ont partout, dans les stations qui y sont exposées, une influence défavorable sur l'organisme. Davos notamment n'échappe pas à cet inconvénient, et le *fœhn*, ce mistral de la Suisse, s'y fait sentir quelquefois pendant la cure d'hiver. Au Mont-Dore, je le répète, nous n'avons pas à compter avec l'action nocive de ces courants qui passent par-dessus nos têtes sans atteindre les malades et sans contrarier la cure. Nous ne sommes touchés que par les vents du nord dont l'action est éminemment tonique et qui, en outre, tempèrent l'ardeur du soleil pendant les mois de juin, juillet et août.

Je tiens registre d'observations météorologiques au Mont-Dore depuis 1870. Je ne prétends pas qu'une aussi courte période puisse fournir une détermination exacte du climat de cette station, d'autant plus que les années 1870, 1872 et 1874 ont été exceptionnellement chaudes au Mont-Dore. Je crois néanmoins que ces observations peuvent donner une moyenne suffisamment approchée des conditions météorologiques. En voici le résumé pour les températures des mois de juillet et d'août; nous mettons en regard les températures moyennes de Paris et de Davos :

	JUILLET.	AOUT.
Davos..........	12,8	11,2
Le Mont-Dore..	15,2	13,7
Paris...........	18,9	18,5

La température maximum observée au Mont-Dore à l'ombre est de 29,8 ; elle correspond au 24 juillet 1870, jour où à Paris on a constaté, à l'observatoire de Montsouris, 35,6 ; la température la plus basse est de 2,8, correspondant au 11 août 1873. Ces abaissements considérables de température ne sont pas rares au Mont-Dore ; ils surviennent généralement après une pluie d'orage qui a refroidi l'atmosphère. Ils nécessitent certaines précautions de la part des malades phthisiques ou catarrheux, mais ils ne sont pas une contre-indication momentanée à la cure thermale. Il y a plus : c'est que le traitement est mieux supporté dans ces journées froides que durant les grandes chaleurs, surtout quand une température élevée coïncide avec une forte dépression barométrique ; c'est dans ces conditions qu'il faut modérer la cure, parfois même la suspendre.

La température au soleil, bien que je n'aie pas d'observations sur ce point, doit être très-élevée, parce que, ici comme à Davos, la radiation solaire s'exerce dans une atmosphère d'une grande pureté, contenant une faible quantité de vapeur d'eau. Ainsi s'expliquent ces insolations partielles, ces coups de soleil que prennent les malades qui font l'ascension du Sancy par un temps serein. Mais, même alors, la chaleur se trouve tempérée par ce grand air vif des montagnes, dont l'effet est surtout très-sensible quand on arrive de Paris ou du midi de la France, et qu'on pénètre dans la vallée du Mont-dore.

J'ai fait remarquer à propos de Davos, que l'humidité de l'air est un élément qu'il importe de noter dans une station que fréquentent des personnes atteintes de phthisie ou de catarrhe pulmonaires. Au Mont-Dore, l'indication moyenne du psychromètre, pendant les mois de juin, juillet et août, est de 52 pour 100. Mais j'ai fait voir que cette donnée ne suffit pas, et qu'il faut y joindre le poids de vapeur contenue dans un volume donné d'air. Au Mont-Dore, à la pression moyenne de 675^{mm} et à la température de 13,7 qui est celle du mois d'août, on compte 9 gr.94 de vapeur d'eau par mètre cube d'air. A Davos, à la pression de 627^{mm} et à la température de 11,2, la quantité de vapeur est de 7 gr,96 ; à Paris, elle est de 15 gr,46.

On voit que, par son état hygrométrique, l'air du Mont-Dore se rapproche beaucoup de celui de Davos. Cette sécheresse remarquable de l'atmosphère de notre station d'Auvergne la rend éminemment propre au traitement de toutes les affections chroniques des voies respiratoires caractérisées par une sécrétion bronchique exagérée. Mais cette sécheresse n'étant pas excessive comme à Davos, les phthisies avec complications ulcéreuses du larynx ou de la trachée peuvent être admises sans inconvénient et traitées avec succès par la cure d'air.

La hauteur moyenne du baromètre pendant la saison thermale, juin à septembre, est de 674^{mm},8. La plus grande hauteur que j'aie observée est de 681^{mm} (26 juin 1878) ; la hauteur minimum est de 660^{mm} (8 août 1870). Quand le baromètre s'abaisse au-dessous de 671^{mm}, cette dépression, surtout si elle se produit en quelques heures, est l'indice presque certain d'un orage ; il est bon de noter qu'avec une pareille condition atmosphérique la cure est toujours mal supportée, en raison de l'excitation spéciale que présentent les malades.

Au voisinage du Mont-Dore s'élève, comme je l'ai dit plus haut, le pic du Sancy, qui a une altitude de 1884 mètres, correspondant à une pression de 614 millimètres. L'ascension de ce pic est une des premières excursions qu'entreprennent les baigneurs du Mont-Dore; mais il y a là un danger contre lequel certains malades doivent être mis en garde, à cause de la dépression considérable de l'atmosphère à cette hauteur. J'ai été témoin de deux cas d'hémorrhagie pulmonaire chez deux phthisiques surpris par l'accident, l'un pendant son ascension, l'autre au retour de sa promenade, et il est permis de croire que l'hémorrhagie se liait ici au phénomène de la dépression atmosphérique.

Conformément à la théorie du Dr Jourdanet, sur l'immunité phthisique, l'atmosphère du Mont-Dore, comparée à celle des régions à pression atmosphérique normale, présente un déficit notable d'oxygène. Ainsi, un litre d'air à Paris contient 0 gr.,297 d'oxygène, tandis qu'au Mont-Dore il n'en contient que 0gr.,251. Pour un homme de capacité pulmonaire moyenne, le déficit journalier ou *diète* respiratoire est de 208 grammes.

L'atmosphère du Mont-Dore, comme celle des stations alpestres de la Suisse, est d'une pureté admirable; elle est exempte de ces poussières organiques, de ces fumées et de cette brume qui rendent si incommode et malsaine l'habitation de nos grandes villes. La transparence de l'air est telle qu'en pénétrant dans la vallée par le nord, on aperçoit dans le fond, vers le Sancy, à une distance de 6 à 8 kilomètres, des détails de paysage, qui cesseraient certainement d'être distincts dans une plaine basse à une distance moitié moindre.

Bertrand, dans son ouvrage d'ailleurs si remarquable sur le Mont-Dore, avait entrevu le rôle spécial que joue l'atmosphère de cette station dans le traitement des affections organiques du poumon ; il faisait une grande part, dans cette influence spéciale, aux émanations balsamiques qui se dégagent des bois de sapin qui couvrent les flancs de la vallée. Il faut en rabattre quelque peu : l'essence des bois du Mont-Dore, l'*abies pectinata*, n'est pas résineuse et n'exhale pas d'odeurs balsamiques. Je ferai la même observation au sujet de la flore du Mont-Dore, dont on a beaucoup trop vanté le parfum : les gentianes azurées, les anémones et les statices qui tapissent les pelouses des montagnes et les prairies de la vallée sont absolument inodores. Ces fleurs et ces arbres ne fournissent rien à l'atmosphère du Mont-Dore ; les vertus curatives de cette station sont tout entières dans ses eaux et dans son air.

Nous trouvons, comme on voit, dans la station du Mont-Dore toutes les conditions météorologiques requises pour l'établissement d'une cure d'air. Les conditions sanitaires, déduites de l'étude de la pathologie locale ne sont pas moins favorables. Les maladies épidémiques sont très-rares dans la vallée du Mont-Dore; ce milieu ne semble pas propice à leur développement. Ainsi, en 1832, en 1849, en 1853 et en 1865, le Mont-Dore est resté absolument indemne de toute épidémie cholérique, bien que les communications fussent incessantes entre cette station et Paris, où sévissait le choléra, bien que les arrondissements de Clermont et d'Ambert, situés dans la plaine, eussent été atteints par le fléau en 1853 et 1854. On sait que l'année 1873 a été marquée, à Paris, par une épidémie légère de choléra. Quelques familles parisiennes nous apportèrent au Mont-Dore les germes du fléau vers le commencement du mois d'août ; nous eûmes dans le village quelques cholérines insignifiantes, et l'épidémie s'éteignit sur place sans faire de victimes.

Les qualités biostatiques de la population qui habite la vallée du Mont-Dore témoignent encore mieux de la salubrité du milieu. J'avais fait en 1870 un dépouillement des décès et des naissances constatés dans la commune du Mont-Dore pendant vingt ans : j'ai constaté que cette population perd très-peu d'enfants, qu'elle a une mortalité très-faible à tous les âges, et une vie moyenne considérable (54 ans), chiffre que ne dépassent certainement pas les localités les plus favorisées de la France. J'ajouterai ce détail étranger à notre sujet, mais qui a son importance anthropologique, c'est que cette population du Mont-Dore, si admirablement douée au point de vue biostatique, est surtout le produit de mariages consanguins, contractés entre habitants des villages de la vallée ; le recensement de 1872, établit, à l'encontre d'une théorie célèbre, que la surdi-mutité est néanmoins très-rare; car on n'a trouvé que deux sourds-muets dans une population qui compte 1,248 habitants.

Mais le fait le plus remarquable, que j'aie à signaler au point de vue spécial où je me suis placé, c'est celui de l'immunité phthisique. Depuis six ans que j'exerce la médecine au Mont-Dore, donnant mes soins à la population indigène comme aux étrangers, je n'ai rencontré que deux cas de phthisie, chez des personnes originaires de la localité. L'un de ces phthisiques n'habite le Mont-Dore que pendant la saison thermale ; il séjourne le reste de l'année, dans la Limagne, région basse, à une altitude de 450 mètres : il suit la cure thermale tous les ans pendant trois mois : les symptômes de tuberculisation bien évidents dans le poumon droit sont restés absolument stationnaires depuis cinq ans.

L'autre sujet est un jeune homme de 28 ans, originaire du Mont-Dore, où il avait toujours résidé jusqu'en 1870, époque à laquelle il fut appelé sous les drapeaux. Incorporé dans l'armée de Paris, il eut beaucoup à souffrir pendant le siége; il contracta dans les tranchées une bronchite, peut-être même une de ces pneumonies catarrhales qui sont bien souvent le point de départ d'affections organiques du poumon. Toujours est-il que, depuis cette époque, il ne s'est jamais complètement rétabli. Au moment où je l'ai vu, en 1874, il avait les signes présomptifs d'une phthisie au premier degré : expiration prolongée, doigts en massue, amaigrissement notable; en outre, depuis plus d'une année, il était atteint d'une fistule anale, à laquelle il attribuait son état languissant, mais qui n'avait évidemment ici qu'une valeur symptomatique. Le docteur Mascarel, médecin consultant au Mont-Dore, a vu également le malade et a reconnu les signes de la tuberculose. J'ai conseillé à ce jeune homme d'aller faire opérer sa fistule à l'hôpital de Clermont et de venir chaque année faire au Mont-Dore une cure thermale et une cure d'air, ne doutant pas que, sous l'influence du climat et des eaux, la maladie ne fût arrêtée dans sa marche, comme chez le premier malade.

Ainsi, au Mont-Dore comme à Davos, la population est indemne de phthisie; du moins cette affection ne se développe qu'occasionnellement chez les habitants de cette vallée, quand ils vont s'établir dans d'autres localités à faible altitude. Cette vallée semble être, dans notre pays, la limite inférieure à laquelle s'établit l'immunité phthisique. En redescendant la vallée de la Dordogne, à Saint-Saulve, à l'altitude de 800 mètres, on commence à trouver quelqes phthisiques dans la population. Un peu plus bas encore, la phthisie devient moins rare. Les cantons d'Ussel et d'Eygurande (Corrèze), très-voisins du Mont-Dore, et situés à une altitude qui varie entre 660 et 780 mètres, d'après les cartes de l'état-major, envoient chaque année des malades au Mont-Dore. En relevant mes observations de 1873 et 1874, je trouve, dans le nombre des malades originaires de ces cantons que j'ai traités, un total de 8 phthisiques, présentant tous les degrés de la maladie.

En résumé, soit que l'on considère les données climatériques du Mont-Dore, soit que l'on tienne compte de la pathologie locale et de l'état sanitaire, on trouve réunies dans cette vallée toutes les conditions rationnelles pour le traitement de la phthisie par la cure d'air. J'ajoute qu'au point de vue de l'alimentation, qui joue un si grand rôle dans la cure, on trouve, dans les hôtels et les fermes de la vallée, un lait extrêmement riche en crème, à cause de la qualité hors ligne des pâturages. Je n'ai pas besoin de dire que ce lait doit être pris en nature, et non pas sous forme de petit-lait; cette préparation artificielle, destituée de matériaux alibiles, a pour résultat presque infaillible de provoquer la diarrhée : la *molchenkur* ou cure de petit-lait pour les phthisiques est une importation germanique, que les médecins de Davos ont justement proscrite dans leur traitement, et qui ne doit pas trouver place davantage chez nous.

La ferme des thermes du Mont-Dore prend fin cette année ; la direction de cette importante station va passer, il faut l'espérer pour le Mont-Dore et pour les malades, à des mains plus intelligentes ; l'esprit d'entreprise, nous n'en doutons pas, se réveillera, et nous verrons s'établir sur les flancs de la vallée du Mont-Dore des châlets pour la cure aérothérapique : le versant ouest du plateau du Rigolet très-propre pour cette cure, a déjà une altitude de 1,200 mètres : le plateau de Langle, au-dessus de l'établissement thermal, dont le fond est abrité contre les vents, a une altitude de 1,300 mètres.

Mais il reste établi que, dès à présent, le village du Mont-Dore présente les conditions convenables pour la cure d'air estivale. Là peuvent être dirigés non-seulement les malades atteints de tuberculose confirmée, mais encore les personnes en puissance de phthisie, cette classe nombreuse de phthisiques latents, chez lesquels le mal n'attend qu'une occasion pour éclater, chez lesquels aussi la cure d'air peut prévenir l'explosion. C'est encore cette puissante médication naturelle que l'on peut conseiller à ces enfants ou adultes de nos lycées et de nos écoles, qui sont menacés par un état constitutionnel spécial, ou par une prédisposition héréditaire. Au résultat pratique et purement physique de la cure s'ajoute ici l'intérêt d'une distraction puissante et des plus instructives. Déjà l'année dernière, quelques élèves des lycées de Paris et de province sont venus inaugurer daus les hautes vallées de l'Auvergne les excursions de la section Arverne du Club alpin français. Sous l'habile direction de M. Vimont, le savant traducteur de Poulett Scrope (1), ils ont pu reconnaître et admirer les richesses minéralogiques

(1) Poulett-Scrope. *Géologie et volcans éteints de l'Auvergne*; traduction par Vimont.

et botaniques de ce massif du Mont-Dore qui, suivant la juste expression de Delarbre, est un immense cabinet d'histoire naturelle. C'est le côté attrayant de l'excursion ; mais elle ne peut manquer d'être utilisée également dans un but de thérapeutique prophylactique.

A. Parent, imprimeur de la Faculté de Médecine, rue M^r-le-Prince, 31.

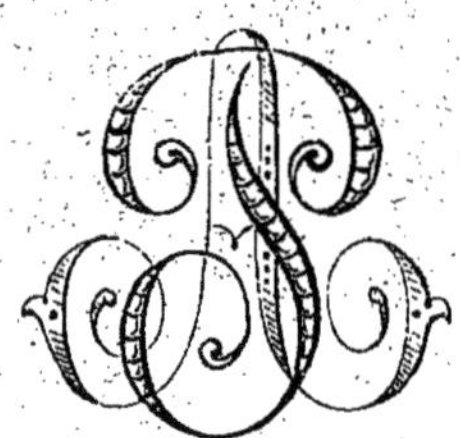

A. Parent, imprimeur de la Faculté de Médecine, rue M.-le-Prince, 31

www.ingramcontent.com/pod-product-compliance
Ingram Content Group UK Ltd.
Pitfield, Milton Keynes, MK11 3LW, UK
UKHW020949220726
13924UKWH00002B/585